Académie des Jeux Floraux.

CONCOURS DE 1859.

DISCOURS

QUI A OBTENU UNE VIOLETTE,

PAR

M. ACHILLE JANOT,

Docteur-Médcein à Toulouse.

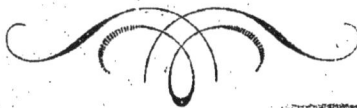

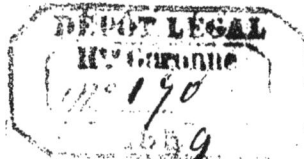
TOULOUSE,

IMPRIMERIE DE DOULADOURE FRÈRES,
Rue Saint-Rome, 41.

1859.

DISCOURS

Qui a obtenu une Violette ;

Par M. Achille JANOT, Docteur en médecine.

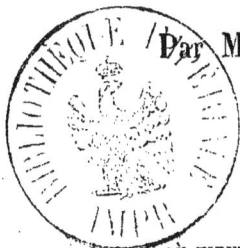

QUESTION PROPOSÉE PAR L'ACADÉMIE :

D'OÙ VIENT QUE DE NOS JOURS LA HAUTE COMÉDIE A DISPARU DE LA
SCÈNE POUR CÉDER LA PLACE A DES COMPOSITIONS DRAMATIQUES OÙ
LA MORALE N'EST PAS MOINS OFFENSÉE QUE L'ART ?

> Dans les replis du cœur il saisit la nature.
> DELILLE (Fragment sur Molière).

MESSIEURS,

Aux époques les plus tourmentées, même à ces
moments d'anxiété publique où les destinées sociales
s'agitaient dans les mystères de l'imprévu, la France
n'oublia jamais les arts qui l'émeuvent ou qui l'amu-
sent.

Héroïque et légère, ardente et frivole, on la vit se
livrer aux jeux de la scène, dans les loisirs rapides
que lui laissaient les révolutions ou les combats.

La société contemporaine semble avoir dépassé le
goût de nos pères pour les représentations dramatiques. Des auteurs, des ouvrages nombreux, ont surgi
chaque jour ; et naguère encore, tandis que s'évanouissait dans la mort cette voix si passionnément
aimée qui nous tenait suspendus aux chefs-d'œuvre

de Corneille et de Racine, de toutes parts on s'effor-
çait de retrouver l'esprit de notre grand comique.

Qu'auront produit ces mille essais présomptueux ?
A-t-on ramené parmi nous cette Muse nationale de
la vieille gaieté française, qui souriait à Molière ? ou
sommes-nous encore sous le règne d'une fantaisie
délirante ?

Gardien fidèle des saines et fortes traditions, le
Collége du Gai savoir trahit ses justes alarmes à la
vue des licences de notre théâtre ; et avec ce courage
salutaire qui ose montrer les plaies pour encourager à
les guérir, il nous invite à remonter jusqu'aux ori-
gines funestes de tout ce désordre.

A cet appel, l'irritable et naïve admiration des
optimistes a pu s'étonner : « Pour être accusé, il faut
être coupable »·, se sera sans doute écrié plus d'un
complaisant défenseur de la scène moderne.

Heureusement les aveux sincères de la critique pé-
riodique, et quelques-uns de ces incidents précieux
qui ont toute la portée d'une sentence, n'ont pas at-
tendu, Messieurs, la récente et sévère expression de
vos légitimes plaintes : il n'y a pas longtemps qu'on
vit un tribunal littéraire qui n'était pas une Académie,
après de longues hésitations et d'infructueux efforts
pour découvrir une œuvre irréprochable, fixer timide-
ment son choix sur une composition qui, par la nuance
et la teinte ménagée de vice et de vertu dont elle est
empreinte, pourrait servir peut-être d'emblème à
la valeur réelle de notre situation dramatique (1).

Il y a eu quelque chose de plus significatif encore :
c'est l'attitude récemment prise par la critique ac-
tuelle vis-à-vis des nouvelles pièces. Jamais il n'avait
été plus question qu'aujourd'hui de morale et de

_____

(1) Le *Demi-monde*.

bon goût; on se donne mille peines pour juger des œuvres à ce point de vue, et des conclusions ordinairement contradictoires laissent croire que le mérite de ces œuvres n'a ni tout l'éclat, ni toute la certitude de l'*évidence*. A côté de ceux qui approuvent la peinture hardie des vices les plus hideux, il en est qui commencent à craindre qu'il ne soit dangereux d'écarter ainsi tous les voiles des honteuses réalités de notre époque; d'autres ne dissimulent pas les plus vives appréhensions.

Au milieu de ces dissidences, les auteurs (1) eux-mêmes descendent quelquefois dans la lice pour défendre la liberté absolue et sans réserve du théâtre. Mais se défendre avec tant de sollicitude, c'est presque déjà douter de la légitimité de sa cause.

Pour nous, appuyés sur les droits imprescriptibles de la conscience, et sur les exemples des grands maîtres interprètes des lois éternelles du beau, opposons des affirmations courageuses à toutes les vagues et dangereuses théories.

Dans ces temps de confusion des choses et des mots, il faut que la langue se précise et s'arrête; il faut que le mal se détache clairement de toutes les ombres sous lesquelles on voudrait le voiler, afin qu'apparaissent dans leur foyer le plus profond les causes intimes d'où il émane.

Telle est la noble tâche que vous nous proposez, Messieurs; puissions-nous, affermi par votre haute bienveillance, ne pas en être trop indigne.

Qu'est-ce que le Théâtre? Le Théâtre, c'est la traduction, par les moyens combinés des arts les plus

---

(1) Préface des *Lionnes pauvres*, par Emile Augier.

expressifs, de la vie même de la société; c'est l'image saisissante, poétisée, des mille et un drames illustres ou obscurs, sublimes ou ridicules, qui s'accomplissent dans le mouvement éternel des destinées; c'est la vie humaine tout entière, reproduite avec ses phases, ses péripéties, ses grandeurs et ses faiblesses, dans le cadre d'une action attachante, variée, et dans laquelle les intermédiaires supprimés permettent de suivre avec un intérêt plus rapide le jeu des événements jusqu'à leur conclusion pathétique ou plaisante.

Le théâtre répond ainsi tour à tour aux besoins intellectuels et moraux de l'homme, aux diverses formes que revêt chez lui le désir inné qu'il éprouve de se revoir *un* et *multiple*, de retrouver les traces et comme les fantômes de son inquiète et dévorante activité.

Il aime à observer et à réfléchir, à se récréer et à rire : le théâtre lui présente, dans les caractères et les types de la haute comédie, une contemplation qui, sous la sauvegarde de la morale, serait une des jouissances les plus exquises de l'esprit.

Il se plaît à suivre la trame déliée, souvent capricieuse, que parcourent les choses humaines pour arriver à leur solution, tantôt grave, solennelle, tantôt bizarre, inattendue : il trouve, dans le drame et dans le vaudeville, l'occasion de ce plaisir entraînant (1).

S'il s'élance, à ses heures privilégiées, par delà la sphère des pensées et des sentiments vulgaires, s'il aspire à l'héroïsme des actions et du langage, la

_____

(1) En parlant du théâtre en ces termes, nous sous-entendons toujours comme essentielle, indispensable, la condition de l'honnêteté.

tragédie lui donne ce levier magique par lequel l'âme s'élève tout ébranlée jusqu'à la grandeur morale, à la magnanimité.

S'il veut monter encore plus haut, déployer plus largement son vol ; s'il trouve la langue ordinaire, même rhythmée, trop froide et trop rebelle à ses élans ; s'il réclame toute la puissance des accords enchanteurs pour exhaler les élans de son enthousiasme ; le théâtre le convie à la tragédie lyrique, au grand opéra. A ce moment, tous les arts se sont, en quelque sorte, donné rendez-vous pour une fête royale ; tous les moyens, toutes les sources du sentiment semblent se concentrer en un jet splendide d'émouvante, pittoresque et harmonieuse poésie.

Mais, soit que la scène se développe dans ses magnificences lyriques, soit qu'elle déroule les phases de la tragédie ou de la haute comédie, ce que l'homme désire, ce qu'il veut trouver au théâtre, c'est lui-même ; ce qu'il demande au talent, au génie, c'est un écho vivant de ses pensées, de ses souffrances, de ses transports, et même de ses défaillances. L'homme moral veut posséder aussi son miroir ; il éprouve une joie rare à s'y contempler, ou à reconnaître malignement son voisin dans un portrait auquel l'amour-propre applaudit par une égoïste et secrète comparaison.

Voilà pourquoi les auteurs dramatiques, surtout ceux qui ont la science du succès, sont toujours plus ou moins les historiens de leur temps. Ils peuvent en embellir le tableau, se faire les courtisans intéressés des vices et des passions qui les entourent ; mais ils ne peuvent s'empêcher de voir, à côté d'eux ; la société contemporaine pose devant leur regard comme un modèle inévitable, et, même à leur insu, leur œuvre en est une vivante reproduction.

Si cette société est grande, noble, héroïque, le
théâtre sera aussi, grand, noble, héroïque; si l'homme, au lieu de s'individualiser dans les proportions
étroites des intérêts et de l'égoïsme de son temps,
s'élève jusqu'à l'idéal de l'humanité; si, même dans
ses travers, il conserve les traits ineffaçables d'une
dignité qui le sauve du mépris, sans le sauver toujours
du ridicule; le théâtre restera honnête, même en
représentant les défectuosités d'une époque.

Voilà, pour la littérature comme pour tous les arts,
la véritable source de tous les progrès et de toutes les
décadences, le point d'appui solide sur lequel doit se
fonder tout jugement sérieux et approfondi; voilà le
secret de toutes les éclipses comme de toutes les ré-
surrections de l'art dramatique.

A ce point de vue, jetez un regard rapide et im-
partial sur l'histoire; voyez l'original et voyez le portrait; contemplez la grande scène où se joue le vrai
drame, et la petite scène où l'on en fait comme la ré-
pétition, comme le résumé.

Molière nous lègue les archives les plus précieuses
de son époque. Avec lui, sans doute, vous apercevez
les hommes sous leur côté répréhensible, dans la défa-
veur de leurs travers et de leurs faiblesses; et cependant mille traits vous révèlent une société privilégiée:
tout, jusqu'à l'ironie pénétrante de l'inflexible observateur, vous rappelle que le passé vous ouvre une
de ses plus brillantes perspectives. Le langage du
Misanthrope est certainement celui d'une génération
élégante et polie; « la cour où l'on s'exprime avec
» cette pureté est l'asile de l'esprit et des grâces (1). »
Dans ce monde si animé, si radieux, et dans le vivant

_____

(1) Expressions de M. Etienne.

tableau qui le représente, brillent à la fois les mêmes
effets de rôles et de costumes, les mêmes jeux d'ombre
et de lumière, au milieu desquels se détachent les traits
majestueux d'une société reine; vous y voyez les vrais
nobles et ceux qui aspirent à le devenir ou à le paraître,
les femmes aimables qui ont de l'esprit et les *précieuses* (1) qui ont la prétention d'en avoir, les caractères
sincèrement honnêtes et les fourbes qui se parent du
masque de l'honnêteté. Mais la religion, le génie,
les lettres y sont honorés, puisqu'on s'empresse d'en
usurper le mérite et l'éclat par les plus étranges imi-
tations. Jusque dans ces folies ambitieuses qui pas-
sent grotesquement devant nous, il y a des essais
avortés de grandes mœurs, de grandes manières.
Enfin, la plupart des ridicules que représente le
grand peintre sont les exagérations maladroites, les
affectations risibles sous lesquelles se dessinent, surtout à travers les discours adroitement ménagés des
interlocuteurs, les proportions belles et vraies des
vertus qui leur sont contraires. A ce titre, Molière est
bien le type des grands comiques; il est le roi de la
haute comédie.

Et cependant, semblable au ver rongeur invisible
qui attaque les plus beaux fruits, une influence éner-
vante et corruptrice s'insinue peu à peu jusqu'au cœur
de cette société; on sent que le grand siècle décline
sur la pente qui va le conduire aux excès de l'âge
suivant.

O Molière! votre génie n'excuse pas les licences de
votre pinceau. Plus vous fûtes grand, plus vous méritez
d'être jugé sans indulgence à la barre de la morale et
de la postérité. Quand dans l'un de vos chefs-d'œuvre

_____

(1) Les *Précieuses ridicules*; les *Femmes savantes.*

vous montrez Don Juan déployant son art funeste avec une persévérance que ne déconcerte aucune terreur, ne justifiez-vous pas déjà par le plus dangereux exemple l'audace de ceux qui étaleront et propageront le vice sous le prétexte de le corriger? et quand, dans les accès d'une gaieté folâtre, vous écartez ce voile de décence qui plaît, même au front de la Muse comique, n'êtes-vous pas déjà le complice de cette génération licencieuse qui raillera tout avec Voltaire, rira de tout avec Beaumarchais?

Voici bien, en effet, l'époque du rire frondeur et sans scrupule, du rire hardi jusqu'au cynisme. Un progrès étrange, nouveau, semble se produire : on voit un monde impie et libertin s'empressant de descendre comme pour dérober sa honte dans les bas-fonds de la société. On commence à rougir au théâtre des sentiments les plus légitimes, à dissimuler sous des réticences calculées les plus nobles et les plus douces affections (1). Avec la même ardeur qu'on mettait naguère à se parer d'une noblesse usurpée, on aspire à des mœurs et à un langage sans dignité. Ces hypocrisies ne sont pas les rares travers de quelques bizarres esprits, c'est le *Préjugé à la mode* (2). Le siècle de Molière avait fait le *Bourgeois gentilhomme*, le siècle de Voltaire a fait du comte d'Olban le *Gentilhomme bourgeois* (3).

Toutefois, comme les talents abondent, que les ridicules sociaux se détachent encore avec vigueur, il y aura des caractères bien saisis, des portraits qui résisteront aux atteintes du temps ; *Turcaret* demeurera

---

(1) Le *Philosophe marié*. Destouches, 1727.

(2) Expressions de M. Etienne.

(3) *Idem.*

toujours un chef-d'œuvre, et on ne cessera d'admirer aussi cette œuvre magistrale où l'amour des vers, porté presque jusqu'à la folie, entraîne les situations les plus étranges et d'un effet d'autant plus heureux qu'il s'y mêle une involontaire sympathie pour ce qu'il y a de noble et de généreux dans les élans du *Métromane* vers les *lauriers du Pinde* et de l'*Hélicon*.

Mais quelle est cette voix facétieuse et mordante? Quels sont ces ironiques accents? Figaro prélude du ton le plus moqueur et le plus leste à ses fantasques saillies; il se raille de tous et de tout, et on l'applaudit avec frénésie. Bientôt ce rire léger, ces plaisanteries innocentes prendront je ne sais quelle nuance de sarcasme, quelle expression étrange et sinistre, comme si le génie du mal insultait aux ruines qui s'accumulent autour de lui. Figaro riait aux bords d'un abîme; il riait à la veille de ces jours sanglants où Chénier léguait à la France les derniers accents de sa lyre grecque, brisée par la mort.

En renversant tout l'équilibre hiérarchique de l'ancienne société, la révolution avait confondu tous les rangs, toutes les classes, toutes les ambitions. Dans ce travail confus de reconstitution qui y succéda, chacun de nouveau dut rechercher sa place au milieu de ce monde en fermentation où gisaient pêle-mêle les vieilles lois, les vieilles institutions, les vieilles mœurs. Tous ces traits saillants qui distinguaient naturellement les hommes des générations précédentes et les groupaient dans des catégories distinctes, s'amoindrirent et se mêlèrent dans cette physionomie de la société nouvelle, mobile et tourmentée comme les impressions qui l'agitaient. Cette mêlée tumultueuse des éléments sociaux ne pouvait qu'amener la confusion et l'incohérence de tous les ridicules. Aussi, du sein de ce monde bouleversé, voit-on naître une espèce nouvelle aux couleurs

changeantes. N'ayant d'autre morale que l'intérêt,
d'autre mobile qu'une ambition aventureuse, mille
êtres informes pullulent et flottent au gré des systèmes
et des passions dans cet immense chaos. « Ceux-ci, dit
un spirituel écrivain (1), moitié savants, moitié politiques, déconcertent l'observateur par leur tournure
équivoque ; ceux-là offusquent par les brutales manières de la populace ; ici se lèvent des philosophes
qui rampent en courtisans mal formés ; là des gentils-
hommes dressent le front en tribuns populaires. »

Au milieu de ces caprices, de ces fougues, de ces
métamorphoses, comment saisir des traits fixes et dé-
cidés? Ce ne sont partout que des ébauches trop indé-
cises pour que l'art puisse les reproduire en créations
vivantes et caractérisées ; la haute comédie ne peut
arrêter devant elle aucune de ces figures, tant elles se
dérobent par leurs lignes mobiles et fuyantes à la plus
patiente observation.

Pour peindre cette société superficielle, emportée
par tous les hasards dans mille directions contraires, et
n'ayant pour contrepoids aucune de ces doctrines iné-
branlables qui dirigent l'activité sans l'étouffer, il
fallait un talent ingénieux, pénétrant, flexible, com-
posé d'un mélange rare de toutes ces facultés d'étude
fine et déliée, de composition variée et piquante, qui
pût s'accommoder à tous les plis et replis de ce monde
ondoyant et divers. Cet assemblage exquis de qualités
(et il faut bien le dire, de défauts à peu près inévita-
bles) s'est rencontré chez un écrivain qui n'a pas cessé
de cueillir les palmes de la faveur populaire.

Organisation heureusement appropriée aux besoins
de notre époque, ce talent inépuisable, dont le nom

---

(1) M. Lemercier.

domine toute la scène contemporaine par des succès qui ne se sont pas démentis (1), a saisi et dépeint avec souplesse et avec précision tout ce monde d'existences moyennes, ambitieuses, haletantes : politiques d'hier, banquiers improvisés, favoris de la fortune ou de la mode ; tous à la recherche, comme Jérôme Paturot, de leur Eldorado social.

Si la nature de ses sujets lui a permis rarement d'arriver aux grands effets dramatiques, il a du moins fait preuve d'un tact supérieur pour reproduire une foule de nuances délicates, de singularités intéressantes de la société française au XIXᵉ siècle ; et s'il faut étudier dans Balzac, avec leur vigueur native, les passions de notre époque, c'est chez son émule en observation des hommes de ce temps qu'il faut rechercher leurs travers, leurs mœurs, leurs ridicules et jusqu'à leurs qualités.

Mais, quelque mérite qu'ait eu cette œuvre, quelque talent qu'on y voie briller, il ne s'en dégage aucune moralité vraie et féconde.

Il fallait trop ménager cette société en voulant lui plaire, se montrer indulgent pour ce scepticisme léger qui ébranle en jouant les croyances et les traditions ; flatter toutes ces élégances qui paraient de brillantes surfaces, en oubliant de voir le mal qui travaillait le fond.

Car notre époque était malade : sous le fard menteur qui recouvrait son langage, ses mœurs et sa littérature, se cachaient le cynisme des théories, les impatiences superbes de la raison révoltée, et avec l'orgueil de l'esprit toutes les défaillances des caractères.

---

(1) M. Scribe.

Le mal a été sans doute généreusement attaqué ; de nobles efforts , il faut le reconnaître , s'évertuent chaque jour à le détruire ; mais ses racines vivaces persistent encore au milieu de nous , et paralysent les principaux organes de la vie sociale.

Mettez la main sur le cœur de cette génération qui se meut avec toutes les apparences d'une si belle activité , et vous éprouverez l'impression indéfinissable d'un froid douloureux.

Quand vit-on plus de tumulte et de fièvre ? On se mêle , on se heurte , on court ensemble à la bourse , au théâtre ; on se ligue pour de communes entreprises ; on fait et défait ensemble des machines et des industries ; mais au milieu de toute cette agitation , où est la palpitation vraie de l'amour, du dévouement ? où est ce quelque chose qui vivifie tout, et peut remplacer tout le reste : un grand sentiment éclairé par un grand principe ?

Le trouvera-t-on du moins sous le paisible toit de la famille , où , plus près de leur source , plus rafraîchies des souffles les plus purs et les plus suaves du cœur de l'homme , les affections semblent conserver encore toute leur première énergie ? Là se seront réfugiées la verité , la sincérité , les naïves ardeurs d'un enthousiasme non défloré par des miasmes délétères.

Le foyer lui-même , interrogé , se tait dans l'aveu d'un douloureux silence.

Nous n'écarterons pas les ombres qui entourent ces abris sacrés ; nous ne vous effeuillerons pas , gracieuses et pudiques joies , célestes intimités au sein desquelles les regards et les âmes se confondent dans une mystérieuse pénétration ; mais pouvons-nous éviter de voir le mal profond qui avait envahi jusqu'au sanctuaire des vertus domestiques ?

Par une conspiration hâtive , l'ingratitude et l'é-
goïsme, envisagent sans terreur, quand ils n'appellent pas, avec impatience ces heures sombres où les
intérêts peuvent se dilater commodément dans le vide.
Avec tout l'art d'un calcul impie , que dissimulent
mal les habitudes conservées des formalités affec-
tueuses , chacun accumule de son côté le plus de
chances propices ; et la famille devient ainsi une sorte
d'empire d'Alexandre , où luttent les cupidités rivales
des héritiers, un jeu immoral où chacun expose ses
sentiments les plus profonds et les plus doux , contre
l'espoir du meilleur bénéfice.

Quoi d'étonnant à cette fureur sacrilège? De toutes
parts étaient venues des provocations pour soulever
toutes les convoitises ; on avait dit partout que la
jouissance doit être le mobile de tous les actes hu-
mains, qu'il faut contraindre par tous les moyens les
entrailles de ce globe à restituer, sous les fouilles ma-
giques de l'industrie , toutes les merveilles d'un
paradis terrestre retrouvé. A ces appels, la fièvre de
l'or s'est emparée de la génération présente, *la question d'argent* est devenue la question vitale , suprême,
qu'il a fallu résoudre avec une anxiété dévorante.

Et à mesure que le flot des intérêts montait , la
moralité, la justice, les sentiments déclinaient, comme
ces astres qui se hâtent de disparaître d'un ciel de
plus en plus assombri.

Le *respect* , cette pudeur généreuse qui veille sur
les droits et la dignité d'autrui , ce gardien auguste
de toutes les majestés, de toutes les délicatesses, devait
être entraîné dans le naufrage général ; il s'effaçait de
nos mœurs, et s'évanouissait dans le laisser-aller d'une
insultante familiarité avec toutes choses.

On a brisé les plus légitimes entraves; on a soulevé
d'une main audacieuse le manteau qui couvrait tous

les mystères. Le rationalisme avait été un défaut de respect pour les limites inviolables posées à l'esprit humain ; les révolutions ont inauguré la logique de la discussion universelle. Bientôt le mépris est descendu des régions élevées à tous les échelons de la société ; on n'a plus rien honoré, rien respecté dans la religion, dans l'état, dans la famille.

Ce désordre immense, radical, ne pouvait que s'étendre dans toutes les sphères où se déploie le génie humain ; cette situation morale devait se refléter inévitablement dans la situation du théâtre moderne.

Aussi qu'a-t-on vu ?

Tout ce qui constitue essentiellement les compositions dramatiques, les caractères, les mœurs, le langage, les habitudes des personnages ont porté l'empreinte du milieu où ils sont nés.

Au lieu de ces jets naturels et francs de gaieté gauloise qui sont comme le génie de notre comédie, *vis comica ;* on y trouve un mélange de fougue et d'abattement, d'exaltation et de scepticisme. Pompeuses déclamations d'une vertu hypocrite, douceurs perfides d'une politesse pleine d'arrière-pensées que recouvrent mal de séduisantes paroles, fallacieuses promesses, audacieux sang-froid dans le mensonge et jusque dans le cynisme des maximes les plus immorales, enthousiasmes factices, confiances présomptueuses et stériles dans le pouvoir sans limites de la volonté humaine, combinaisons inquiètes d'une insatiable cupidité ; voilà les traits les plus saillants, les ornements les plus prodigués au théâtre et dans notre littérature.

Est-ce à dire que toutes les œuvres sans exception aient présenté le même cachet, aient été infectées des mêmes vices et des mêmes faiblesses ?

Il y aurait injustice à le prétendre. Toute critique

impartiale est moins absolue dans ses réproba-
tions que ne l'est souvent dans ses éloges l'aveugle
engouement de l'optimisme. Quand Alfred de Musset
fait jouer, dans ses délicieux *proverbes*, son esprit
finement délicat ; quand l'auteur de la *Ciguë* et de
Gabrielle réhabilite par un éloquent plaidoyer la
sainteté des sentiments domestiques ; et quand la
même plume énergique et simple qui nous montrait
dans la tragédie une héroïne préférant le fer au déshonneur, oppose dans *l'honneur et l'argent* la noblesse généreuse du cœur à l'égoïste bassesse des
intérêts ; nous applaudissons sans réserve ; de même
que nous admirons le tableau saisissant de cette noble
infortune où lutte et triomphe l'invincible fermeté
d'une âme fière qui consent à se cacher et à souffrir,
sans consentir jamais à descendre (1).

Mais est-ce par de brillantes exceptions qu'il faut
apprécier une époque ? Pour juger une situation littéraire, aussi bien qu'une situation morale, il faut voir
de haut, afin de saisir le caractère dominant, la
tendance générale.

Pour qu'une œuvre d'art soit vraiment bonne, il
faut qu'il s'en détache *une pensée ;* que, même du
fond plaisant d'une action comique, il naisse un
sentiment qui puisse élever, fortifier l'âme. Pourquoi
prenez-vous le pinceau, le ciseau, la lyre, si ce n'est
pour agrandir et vivifier avec la poésie de la forme,
du vers, de la couleur, la réalité peinte, sculptée ou
chantée ?

Je parcours la plupart de vos livres, j'assiste à vos
comédies, à vos drames, je vois le monde réel ou

---

(1) *Le Roman d'un jeune homme pauvre*, comédie en cinq actes,
par Octave Feuillet.

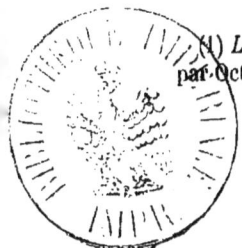

plutôt *réaliste* s'agiter devant moi ; mais le sens élevé de vos compositions, leur caractère expressif, je les cherche en vain. Que m'ont-elles dit, que m'ont-elles révélé du monde idéal ?

Le rire de Molière est fécond ; plus d'une fois, sur ses lèvres épanouies de joyeuse humeur et de je ne sais quelle folie, naît le fruit exquis d'une sagesse sereine qui tempère la malice de l'ironie ; il laisse apercevoir les grandeurs de la vie humaine, même à travers les difformités morales. Mais votre gaieté, vos œuvres sont stériles, comme un sol qui ne reçoit du ciel qu'une lumière avare ; vos personnages ont une pauvreté originelle qui les condamne à un précoce déclin ; vos héros n'ont que l'héroïsme du calcul ; leur habileté sublime n'est que l'art de parvenir, de tromper, ou de séduire. Oh ! comme on respire mal dans ce monde douteux ! Qu'on est mal à l'aise dans ce luxe de mauvais goût, au milieu de tous ces artifices modernes qui ont substitué des photographies à des portraits, des statues moulées aux œuvres majestueuses des grands maîtres !

A cette décadence nous avons assigné une cause : c'est l'affaiblissement progressif de ce sentiment divin qu'on appelle le *respect*.

Pour nous convaincre que là réside véritablement le mal, que c'est là qu'il faut d'une main hardie appliquer le remède, poursuivons dans la société et au théâtre l'action délétère de cette sève empoisonnée dans quelques-uns de ses principaux rameaux.

Les procédés irrévérencieux de l'art moderne se sont attaqué aux plus hauts sommets du monde social. Il est des figures augustes qui sont le patrimoine glorieux de l'histoire nationale. On n'a pas craint de les faire descendre de leur piédestal historique. Le roman, le théâtre ont usé, avec les plus grands noms, d'une liberté méprisante; et quand, sous le prétexte d'un poétique intérêt, ils n'ont pas inventé d'ingénieux mensonges, ils ont inutilement révélé les mystères de la vie privée.

Au XVIIᵉ siècle, on avait vu plus d'un critique, peut-être trop ombrageux, s'alarmer des peintures et des attaques que Molière, avec la vigueur piquante de son art inimitable, dirigeait contre la cour de cette époque. Sans doute, on pourrait accuser d'exagération le reproche que Visé (1) fait à l'auteur du *Misanthrope*, quand il l'accuse de saper le trône en se moquant des courtisans; mais cette susceptibilité prouve du moins combien, dans le monde littéraire comme au théâtre, on était fidèle, sous l'égide d'un règne incomparable, à une légitime vénération pour l'autorité.

Dans notre siècle, on n'y regarde pas de si près; il eût été puéril vraiment de conserver de pareils scrupules : de quel droit priverait-on le public d'être initié à ces scandales célèbres qu'embellit avec un art perfide l'imagination licencieuse des écrivains? pourquoi refuserait-on de lui montrer les irrégularités prématurées de plus d'une royale jeunesse (2)? Notre époque, est

_____

(1) Visé, dans une lettre sur les affaires du théâtre, s'exprime ainsi :

« Lorsque Molière joue la cour et qu'il n'épargne que l'auguste personne du Roi, que l'éclat de son mérite rend plus considérable que celui de son trône, il ne s'aperçoit pas que le Roi est toujours accompagné des gens qu'il veut rendre ridicules; que ce sont eux qui forment sa cour, que c'est avec eux qu'il se divertit, que c'est avec eux qu'il donne de la terreur à ses ennemis. »

Et ailleurs :

« Railler toute la noblesse, c'est tourner tout le royaume en ridicule. »

LA HARPE, tom. VI, p. 32.

(2) *La Jeunesse de Louis XIV*, etc., etc.

l'époque des téméraires allusions, des épigrammes qui montent haut, des caricatures hardies. Jamais peut-être ce vieil adage français : *Le ridicule tue*, ne fut plus vrai d'une vérité saisissante et fatale. Si cette arme inexorable flétrit une vie, une gloire privées, ce sera déjà le jeu cruel d'une inexcusable frivolité. Mais le ridicule est un crime, si, sous la forme d'une chanson, d'un roman, d'une comédie, il outrage ces héros sublimes, ces nobles et pieuses héroïnes qui ont couronné le passé de la France du diadème de toutes les grandeurs et de toutes les vertus.

A côté de la royauté qui conduit les destinées des peuples, il y a une autre royauté non moins inviolable et qui puise aussi sa lumière et son autorité dans un monde mystérieux. Le père est roi dans toute l'étendue de l'horizon de la famille ; il est revêtu d'un caractère que des intérêts égoïstes peuvent nier, mais qui résiste à toutes les discussions, à tous les ridicules, comme ce qui est de soi éternel. On l'honore sous les haillons, il brille encore sous les nuages honteux que l'ivresse a amassés sur ce front prédestiné.

Ce n'était pas assez de découronner le trône qui garde à son ombre la société ; on a déshonoré par le mépris, au front du père, l'auréole qui l'environne.

Dans le vieux théâtre, le père conserve toujours une certaine dignité ; c'est lui qui est chargé de défendre les droits de la morale et de la vertu ; loin de devenir le complice de son fils, il gourmande ses écarts ; le *père-noble* est resté un des plus beaux types de notre ancienne comédie. Quel changement aujourd'hui ! les enfants deviennent les juges et les censeurs de ceux qui leur devraient des leçons et des exemples (1).

---

(1) *L'Enfant naturel.*

Ici on voit un fils, malgré l'irrégularité de sa nais-
sance, offrir le contraste de la fierté, de la générosité
avec le déshonneur paternel, et provoquer à un duel
impie l'auteur même de ses jours (1). Là, ce sont des
enfants prématurément initiés au spectacle de l'incon-
duite de leurs parents, qui sont mis dans l'alternative
de les mépriser ou d'imiter leurs vices (2).

Sous la protection d'un mystère plus grand encore,
s'abritent ces personnages sacrés que la hauteur de leurs
fonctions semble isoler dans des magnificences redou-
tables. Les hommes à qui le soin des choses célestes
est confié, ont droit, quelles que soient les opinions,
à une inviolabilité dont l'oubli trahit un désordre profond dans les idées et dans les mœurs. Ce quelque
chose de factice que le théâtre imprime à tous ses rôles, ne peut s'unir légitimement aux rayons de lumière
idéale et religieuse dont ces hommes sont entourés.
Les mêler sur la scène aux intrigues, aux petites
passions, aux aventures et aux malignités du monde,
c'est les dépouiller de leur grandeur naturelle, c'est
compromettre dans leurs mains déshonorées ce flam-
beau des vérités morales avec lequel ils doivent éclairer
l'humanité. Le théâtre ne leur a pas accordé ce respect,—le dernier des biens qu'on demande à ceux qui
refusent de vous honorer, — le respect du silence.

Après avoir inauguré dans le Roman cette interven-
tion impie, où la calomnie leur a donné les honneurs
du premier rôle dans un système odieux de machina-
tions infernales ; on a conduit sur le théâtre les mêmes
personnages qu'on avait outragés dans les livres (3).

---

(1) *L'Enfant naturel.*

(2) *Le Retour du mari.*

(3) *Le Juif-Errant*, drame joué à l'Ambigu, tiré du roman
d'Eugène Sue.

Tantôt, les prenant aux rangs les plus élevés de
leur hiérarchie, on n'a pas craint de les livrer sous
une pourpre dérisoire à des applaudissements qui sont
une insulte et une déchéance (1) ; et tantôt, évoquant
par un procédé vieilli les mœurs faciles et relâchées
d'une autre époque, on a légitimé ce vieux sophisme
inventé par les passions, qui confond dans une inflexible et commune réprobation, ou dans la plus
injuste méfiance, les excès et les vices de quelques-
uns avec le mérite et les vertus du plus grand nombre (2).

On avait violé les grandeurs qui sont comme la
majesté des peuples et des familles ; du moins on aurait dû veiller avec un reste de délicatesse sur ce qui
en est l'ornement et la grâce touchante.

S'il est un caractère qui par son rayonnement de
douceur auguste, de gracieuse dignité, de naturelle
noblesse, puisse répandre dans les scènes où la société
est étudiée et reproduite une lumière suave qui fasse
mieux ressortir les ombres du tableau, donne du relief
aux autres physionomies, et détache surtout par un
contraste favorable les rôles mâles, énergiques ; c'est
bien le type si aimable de la femme honnête et bien
élevée. Rien ne peut suppléer ce je ne sais quoi de
digne sans affectation, de doux sans fadeur, de con-
descendant sans familiarité, qui émane de ces anges
terrestres.

Les héroïnes d'un monde douteux, les déesses brillantes et émancipées de la civilisation ne peuvent arriver à l'imitation parfaite de la femme véritablement
honorable, de même que les fausses grandes dames

_____

(1) *La Juive*, opéra.

(2) *Adrienne Lecouvreur*, etc.

n'atteignent jamais au ton exquis, à la distinction
facile des véritables grandes dames. Ce type élevé,
chaste, ravissant, a disparu presque du théâtre, parce
qu'il a été ignoré ; ces manières si attrayantes, ce
langage de bon ton, ce tact exquis s'éloignaient de la
scène à mesure qu'ils devenaient, il faut bien le dire,
plus rares dans nos mœurs.

Déjà, depuis longtemps, il semble qu'on ne s'appli-
que qu'à représenter de bizarres exceptions ; une liste
honteuse de créatures dégénérées (1) serait le bilan
de nos dernières années dramatiques ; et dans les
pièces où l'on ne se propose pas ces peintures dangereuses ou inutiles, on cherche rarement à reproduire
les traits anciens de la femme *comme il faut*.

Faut-il s'étonner beaucoup de cette regrettable la-
cune ? On ne sait bien que ce qu'on a bien appris, et
la meilleure comme la plus aimable école du bon goût
est presque universellement désertée.

On a dit et répété bien souvent qu'on ne *cause* plus
en France. Un pareil oubli ne peut avoir qu'une
grande influence sur les progrès de notre art dramatique. Que sont devenus nos spirituels loisirs ? Cet
art charmant, ou plutôt cette absence de tout art, où
l'esprit court de sujet en sujet, d'incident en incident, sans s'arrêter assez sur aucun pour avoir de la
fatigue ; où l'idée éveille l'idée, où le mot fait jaillir
le mot ; où l'on agite, dans un échange rapide d'ingé-
nieuses saillies, de fines observations, de réflexions
délicates, les questions graves ou badines, légères ou
élevées que le flot des pensées suscite à chaque mi-

---

(1) Les *Filles de Marbre* ; la *Dame aux Camélias* ; les *Lionnes
pauvres*, etc., etc.

Le spirituel feuilletoniste du *Journal des Débats* a consacré, l'an-
née dernière, une de ses plus brillantes pages à l'examen de cette
cause particulière de la décadence de l'art dramatique.

nute; où les esprits s'aiguisent, s'exaltent, s'apaisent par l'intéressante diversité des goûts, des opinions, des souvenirs; où se pénètrent et s'unissent les âmes dans un courant sympathique de questions bienveillantes, de sollicitudes amies, et même d'aimables et innocentes railleries; la *conversation*, en un mot, a été remplacée par une mêlée confuse de banalités, de plaisanteries sans sel, de récits ou de portraits réalistes, de médisances sans finesse, de projets sans grandeur; où de barbares digressions sur la bourse et l'industrialisme ont trop souvent pour intermède des rêveries flottantes et silencieuses dans les vapeurs de ce nouvel opium qui menace d'endormir la civilisation tout entière. Voilà, de nos jours, où l'on apprend le grand langage, les nobles tours de la pensée; voilà l'école des futurs Molière et des nouveaux Racine.

Qu'arrive-t-il alors? N'ayant pas vu, n'ayant pas entendu, on crée, on invente, ou plutôt on se contente de copier ce qu'on a autour de soi; et telle est encore une des principales causes de la décadence de notre théâtre.

Nos auteurs dramatiques sont en proie à la sollicitude inquiète de plaire au public en lui présentant des sujets et des personnages pris dans les mœurs, la vie et surtout les faiblesses contemporaines. On veut, à tout prix, intéresser par l'imitation, souvent trop servile, des types irréguliers, étroits, même bizarres que nous avons sous les yeux, au lieu de représenter quelquefois de ces caractères et même de ces travers fortement accentués, énergiquement soutenus, qui répondent aux qualités ou aux défectuosités permanentes de l'homme, et conservent ainsi une éternelle opportunité, parce qu'ils jaillissent du sein même de la nature humaine.

Il est mal de ne pas être de son temps; mais il est

dangereux aussi de se condamner à n'en sortir jamais, surtout aux époques où la mine des sujets comiques semble être devenue stérile. D'éphémères esquisses remplacent ainsi les œuvres originales et durables.

Il n'a fallu rien moins que le talent de Balzac pour soutenir, dans un genre frivole, cette étude patiente, inflexible, et j'oserai presque dire anatomique des mœurs et des caractères de notre temps. Si, trop souvent, dans ses peintures réalistes, le fécond romancier asservit les droits de la liberté morale, les devoirs d'une lutte généreuse, à la fatalité des instincts, il sait du moins faire pardonner quelquefois, à force de vérité d'observation, de mouvement, de passion et de verve, la rudesse tranchante de son inévitable scalpel. Mais qu'il est à craindre qu'entre les mains de ses successeurs, cet instrument d'une analyse aussi redoutable ne rappelle trop une dissection hideuse et sans voile du corps social !

Dans un roman célèbre, un esprit des enfers, soulevant les toits qui recouvrent, dans une grande ville, tant de scènes comiques ou lugubres, montre au bachelier de Salamanque le drame inextricable, plaisant et tragique de la vie humaine. Le théâtre moderne a ravi ce satanique pouvoir : mais il n'a ni l'anneau de Gigès, ni la baguette des fées, ni surtout ce lorgnon spirituel dont la plume gracieuse de Mme de Girardin a dessiné la merveilleuse histoire, et à travers lequel on voit tous les objets, mais avec une teinte délicatement nuancée qui les embellit et les transfigure.

On s'excuse de toutes ces reproductions hardies des vices de son temps, en disant qu'il faut corriger le monde en lui montrant le mal, pour lui apprendre à l'éviter. Etrange théorie ! complaisant et ingénieux système !

Oui, plus de retenue ! Soulevez tous les voiles, découvrez sans scrupule toutes les plaies, montrez au grand jour toutes les passions ! Mais, avec cette abstraite et philosophique moralité, qui est beaucoup moins dans l'œuvre que dans l'intention de l'auteur, et qui se détache çà et là de quelques froides maximes, pensez-vous arrêter à votre gré les dangereux effets de cette impression rapide, indéfinissable qui est déjà la première saveur du mal? Apôtres confiants du vice, prophètes légers, insoucieux, où menez-vous la société? à quels abîmes nous entraînez-vous?... Nous l'avons vu, nous en gardons le triste et immortel souvenir. Vos sujets éhontés, vos peintures licencieuses ont déjà ébranlé l'âme quand vous essayez de la guérir. En fomentănt ces instincts effrénés d'une curiosité malsaine, vous envenimez la plaie que vous cherchez à fermer; vous violez vous-mêmes la morale en voulant la défendre, et en violant la morale vous préparez inévitablement toutes les décadences du goût.

Un grand principe domine l'art tout entier : le vrai, le bien et le beau se touchent et se confondent dans d'intimes et profondes relations ; l'unité est la loi secrète du monde moral ; elle en relie les aspects divers, les faces multiples, dans ce lien fécond de la vie où tout se meut sans confusion et avec harmonie. L'esprit humain analyse, décompose les objets ; mais la nature est indivisible ; n'y touchez pas, ou tout se dissout et se disperse.

Quand la littérature se propose un but louable et pur ; quand la pensée aspire à l'idéal, vous n'attendrez pas longtemps la forme lumineuse, l'accent suprême qui vont la revêtir ou l'exprimer. C'est du cœur, a dit Vauvenargues, que viennent les grandes

pensées ; et de même que l'âme embellit la physionomie et crée souvent la beauté là où la nature oublia de la donner, de même la grandeur et la noblesse des sentiments créent les grandes littératures ;
la délicatesse et la force fleurissent naturellement du
sein des nations régénérées ; et les vertus, semblables
à des lyres célestes, exhalent un concert gracieux et
divin.

Voilà pourquoi la rénovation de l'art moderne, et
du théâtre en particulier, ne pourra s'accomplir que
par un victorieux effort du levier moral, à ce point
délicat où se nouent les mystérieuses relations de
l'esprit et des mœurs.

L'incertitude des opinions et des croyances, le
vague de l'imagination, les fluctuations sociales, en
déprimant les caractères ont paralysé le génie.

Il a régné dans tous les genres une facilité qui fut
un écueil d'autant plus grand, qu'il est une des illusions les plus séduisantes de la vanité. Avec cette
profondeur concise, qui était un des traits de son
admirable talent, Joubert a dit qu'il faut, pour écrire,
une *facilité naturelle et une difficulté acquise.* Cela est
vrai au théâtre comme pour tous les ordres de pro-
duction littéraire.

Si l'optimisme compte ses trésors avec un sentiment
d'orgueil, nous renchérirons encore sur ses préten-
tieuses additions ; avec lui et plus que lui nous dirons
qu'à notre époque le nombre des ouvrages remarqua-
bles est immense. Notre mal serait presque d'avoir
trop de richesses. Seulement, la promptitude avec
laquelle on abandonne les *chefs-d'œuvre* de la veille
pour prendre ceux du lendemain, éveille quelque
méfiance et fait redouter les illusions de quelque dangereux mirage.

Quand une époque fait consister le beau à s'affranchir des règles et à laisser flotter les rênes qui retiennent la pensée sagement captive, il n'est pas besoin de ces veilles et de ces travaux dont parle le Poëte (1), pour s'élever jusqu'aux sommets de l'art.

Toutefois il est à craindre que ce beau ne soit qu'un beau factice, que cet art ne soit qu'un art éphémère et de transition.

Le véritable artiste n'a jamais repoussé ces lenteurs salutaires qui lui préparent, dans les labeurs douloureux d'un long noviciat, les plus doux et les plus légitimes triomphes.

La règle, au lieu d'asservir la pensée, la fortifie en la disciplinant; elle lui rend en puissance intime et féconde tout ce qu'elle lui prend d'agitation aventureuse et de folle exubérance. Autrefois la difficulté suprême, le grand problème étaient de rendre une action dramatique intéressante, belle, variée, dans le cadre gênant que lui traçait la loi, aujourd'hui méprisée, des *unités* classiques.

On a accusé ces entraves d'engendrer la monotonie et je ne sais quel solennel ennui. C'est la faute des ouvriers, et non de ce merveilleux instrument, qui entre les mains de Corneille et de Molière a pu façonner Polyeucte et le Misanthrope.

Il faut bien faire quelques concessions à son temps : aujourd'hui le public a la faculté de voyager ; ce n'est pas grand'peine depuis que les découvertes modernes ont effacé les distances. Il est transporté quelquefois, dans une heure, d'un pôle à l'autre ; il voit se dénouer en Chine une action dramatique qu'il avait vue naître à Paris. Ces voyages ont leur agrément, leur imprévu, leurs entraînantes péripéties ; mais l'art véri-

---

(1) « Des veilles, des travaux un faible cœur s'étonne. »
Jean-Baptiste Rousseau, *Ode à M. le Comte du Luc.*

table gagne-t-il à ces migrations rapides , et peut-on contempler avec cette joie ineffable que donne le spectacle des grands modèles ces œuvres incohérentes, dont les membres dispersés à tous les points du globe ne sauraient produire l'impression souveraine d'un tout, un et homogène , d'un ensemble parfait ?

Toutefois, il faut l'avouer, et tel est le conseil d'une légitime tolérance : dans ce qu'elle a de trop absolu , cette loi, si l'on veut, sera quelquefois adoucie, amendée ; des mœurs nouvelles, un siècle et un art nouveaux peuvent l'exiger ; mais, si l'on y déroge , que ce ne soit jamais avec ce désordre, ce tumulte qui donnent aux œuvres comme un cachet bizarre et fantastique.

Trop souvent la multitude des incidents, la complication des lieux et des temps ne sont que l'artifice d'une pauvreté ingénieuse à dissimuler, sous le fracas des accessoires et des ornements extérieurs, l'absence de cet intérêt qui naît infailliblement du jeu large , naturel et simple des sentiments vrais.

Le goût réprouve ces procédés détournés , comme une violation à des convenances dont l'oubli aigrit et irrite plus le sincère amateur du beau , que quelques témérités heureuses ne plaisent aux esprits aventureux. D'ailleurs , ces effets disproportionnés, ces agitations hors de mesure , en troublant et confondant les objets dans une sorte de chaos, font perdre le ton vrai qui convient aux mœurs , aux situations , aux personnages : ici l'élévation touche à l'enflure, à l'affectation ; là une simplicité trop étudiée effleure à chaque instant la familiarité ; de là des oppositions non ménagées, des contrastes choquants dans le langage et dans les caractères.

Pour éviter cet alliage déplaisant de nuances disparates , ce défaut de mélange assez intime des cou-

leurs, il eût fallu ce soin obstiné, délicat, patient, qui
fond, perfectionne, vivifie. Mais on se hâte, et il le
faut ; les plus hauts intérêts l'exigent : pour l'art ,
pour les lettres, pour la gloire c'était assez d'un livre
bien fait ; c'était bien peu pour la spéculation et le
profit. Un volume a jailli d'une plume facile ; par une
métamorphose subite on transporte au théâtre le sujet
du livre fortuné qu'a couronné le succès ; le public a
doublé, les chiffres ont grandi... mais l'art gémit !
Lisez ces œuvres hâtives, et vous découvrirez sans
peine les traces mal dissimulées du procédé qui les
fit naître ; vous y sentirez le rapprochement heurté
des genres les plus divers.

Même dans les œuvres contemporaines qui ont eu
le plus de succès et dont on ne peut contester les qualités éminentes de verve et de fine observation qui les
recommandent à une sérieuse estime, on rencontre de
ces dissonances qui accusent un labeur insuffisant
pour arriver à la suprême qualité du style comme de
toute œuvre d'art : à l'harmonie, à l'unité. On y verra
des caractères généreux, magnanimes, démentir leur
noblesse dans des dénouements où le manque de délicatesse et l'oubli de tout respect pour les droits imprescriptibles de la faiblesse même criminelle, ne
peuvent perdre leur odieux, malgré toute l'habileté
qui les aura préparés (1).

D'ailleurs, l'intrigue sera trop souvent obscure,
confuse, compliquée ; on sentira dans le langage, dans
les mœurs, dans les personnages une distinction men-
teuse, étudiée ; je ne sais quoi de vulgaire mêlé aux
prétentions d'une fausse grandeur. Mais ne tournons
pas en défaut ce qui est plutôt une qualité du genre :

---

(1) Dénouement du *Demi-monde*.

comment trouver de la vraie noblesse, de la vraie dignité dans un monde où les irrégularités des opinions et de la conduite appellent invinciblement des défectuosités pareilles dans les manières et dans le ton ? C'est une demi-lumière et une demi-obscurité ; c'est un mélange un peu incohérent de vices et de vertus. Ne l'oublions pas : nous habitons une région douteuse, nous sommes sous le régime dramatique du *demi-monde*. Du moins consolons-nous un peu, car ici on parle bien à demi, et on respecte encore notre belle langue française.

Ailleurs, cette langue que nous a léguée le grand siècle est lacérée, dilapidée ; elle s'abaisse aux licences d'un jargon barbare contre lesquelles on était contraint naguère d'élever la digue des réprimandes *officielles* (1).

Voilà nos progrès, voilà notre situation.

Il fut un temps où, par de séduisantes fictions, l'imagination des poëtes montrait et écoutait les grands hommes s'entretenant ensemble, dans les calmes retraites de l'antique Elysée, des choses qu'ils avaient aimées sur la terre, prêtant l'oreille aux rumeurs lointaines des nouvelles générations.

Si, comme dans les dialogues de ce Grec ingénieux qui fit si bien parler les morts, ou dans ceux, plus récents, de l'aimable auteur du *Télémaque*, on eût pu entendre les illustres maîtres de la poésie dramatique converser, au milieu de leurs loisirs enchantés, sur les destinées de l'art qui fit leur gloire ; avec cette douce mélancolie qui perça plus d'une fois à travers les saillies du rire, Molière se serait plaint à l'harmonieux Racine : « Qu'a-t-on fait de votre héritage, lui

---

(1) Lettre du Ministre d'état aux Directeurs des théâtres de Paris.

» aurait-il dit? Vos descendants ont oublié vos leçons
» et vos exemples ; ils ont défiguré sous un luxe men-
» teur la langue d'Andromaque et de Britannicus.
» O vous qui saviez peindre, avec une inspiration égale
» au génie de Sophocle et d'Euripide, les passions de
» l'homme , grand même dans sa déchéance ; re-
» trouveriez-vous , dans ces temps de caprice et de
» doute, le secret de vos lignes pures et savantes,
» de vos royales créations? Du moins une enfant,
» belle comme ces femmes antiques dont elle avait
» l'âme et le geste, leur rendait naguère en accents
» vainqueurs vos vers immortels.... Maintenant tout
» est muet et désolé ! »

« Et vous , ô Molière, répondrait le poëte d'Esther
» et d'Athalie ; plus mordant qu'Aristophane , plus
» souple et plus fin que Plaute et que Térence, quand
» vous vous plaigniez des hommes avec Alceste, n'a-
» viez-vous pas le pressentiment de toutes ces déca-
» dences dont nous sommes les témoins? Votre amer
» chagrin n'était-il pas déjà comme un reproche à ces
» novateurs ingrats qui déshonorent l'art dont vous
» avez été l'inimitable modèle ? Voyez, le génie de la
» comédie s'est envolé avec vous ; la Muse qui vous
» inspirait ne produit plus que les fruits décevants
» d'une stérile fécondité. Mais ne jetons pas notre
» anathème à l'avenir; désespérer de notre pays , ce
» serait désespérer de l'humanité. Quelque fils in-
» connu de la génération qui s'avance peut ramasser
» votre pinceau : toujours grande , toujours respectée,
» votre ombre plane sur la France; et votre ombre ,
» ô Molière, peut susciter encore de nouveaux mira-
» cles. »

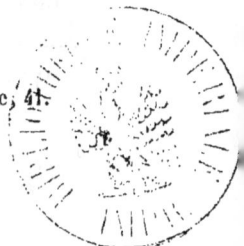

Toulouse, Imprimerie de Douladoure frères, rue Saint-Rome, 41.

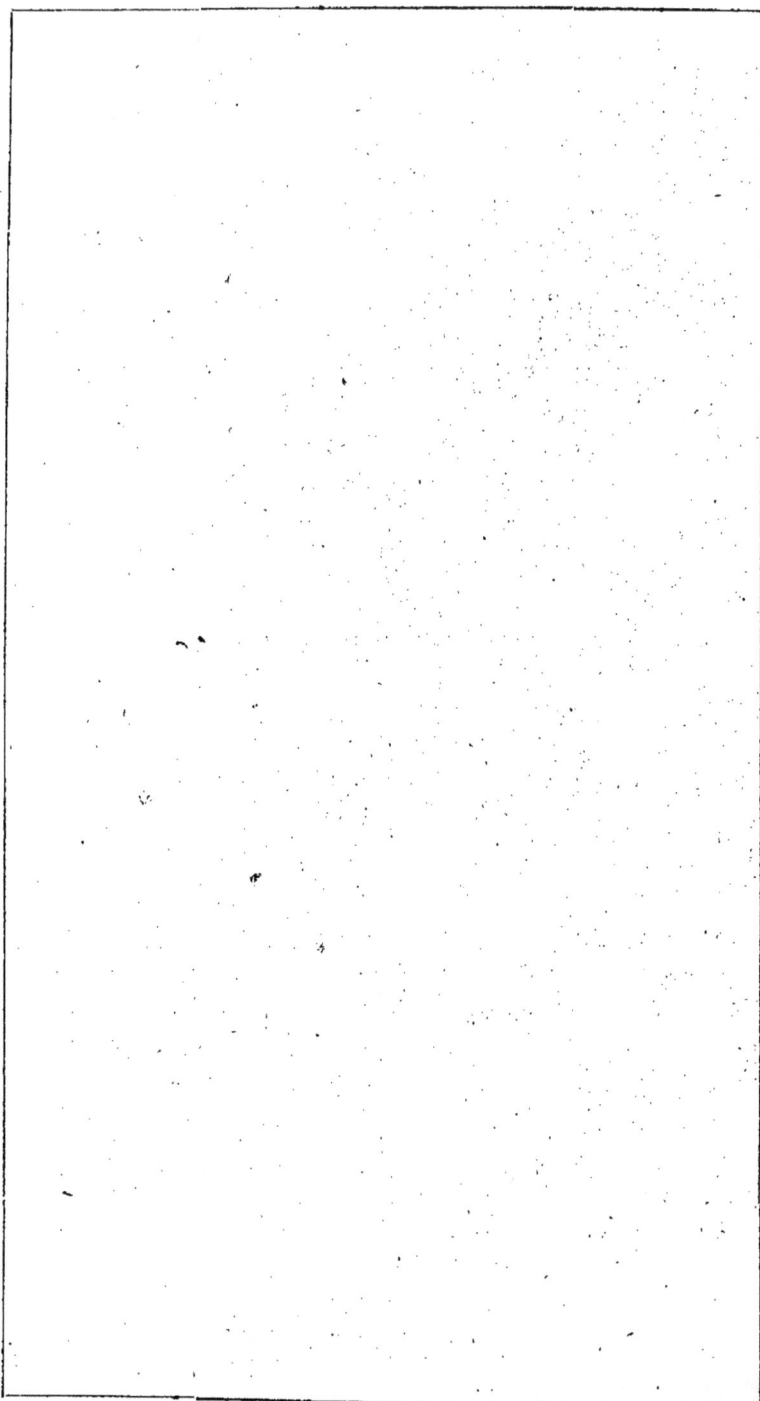

www.ingramcontent.com/pod-product-compliance
Lightning Source LLC
Chambersburg PA
CBHW060516210326
41520CB00015B/4232